AF144910

1

Anand Gupta

Die ayurvedische Ekzem-Kur

Die effektivste Lösung, um Ekzeme lebenslang zu heilen

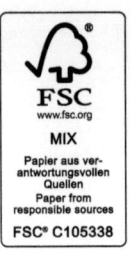

Bibliografische Information der Deutschen Nationalbibliothek:

Die Deutsche Nationalbibliothek verzeichnet diese Publikation in der Deutschen Nationalbibliografie; detaillierte bibliografische Daten sind im Internet über http://dnb.dnb.de abrufbar.

Herstellung und Verlag: BoD –
Books on Demand, Norderstedt

ISBN: 978-3-7386-5900-9

Inhaltsverzeichnis

Einführung

Unsere Haut ist das größte Organ des Körpers. Sobald uns jemand zum ersten Mal sieht, wird derjenige automatisch unserer Erscheinung gewahr, bei der unser Gesicht und die Haut einen Großteil einnehmen. Unglücklicherweise ist unsere Welt zu einem solch überbevölkerten und verschmutzten Planet geworden, dass es extrem schwer geworden ist, eine reine, makellose, glänzende, geschmeidige und insgesamt attraktive Haut zu bekommen. Es gibt auch einige interne Faktoren, wegen denen einige Leute an verschiedenen Hautkrankheiten in unterschiedlichem Maße leiden.

Es gibt auch manche Hautbeschwerden, die von einer Generation auf die nächste übertragen werden. Manche Hautkrankheiten sind das Resultat späterer Umstände im

Leben einer Person oder deren Art zu leben. Unabhängig von den Ursachen der Hautbeschwerden sind sie nichtsdestotrotz für viele Menschen eine Quelle der Scham, des Schmerzes und oft sogar verbunden mit medizinischen Krankheiten. Viele lassen nichts unversucht, um solche Hautkrankheiten auszukurieren. Diejenigen, die eher introvertiert sind, versuchen die beeinträchtigten Hautpartien möglichst mit Kleidung oder Kosmetik abzudecken, oder schlimmer, sie isolieren sich größtenteils von der Öffentlichkeit.

Sie sehen also, die Haut eines Menschen und ihre Erscheinung sind von großer Wichtigkeit. Es gibt viele Heilmittel, die man ausprobieren kann, um Hautkrankheiten loszuwerden, aber der Kräuter- oder Ayurveda-Weg wurde immer schon als der beste Weg angesehen. Warum ist das so? Die Antwort kann weiter hinten in diesem Buch gefunden werden.

Dieses Buch soll Menschen helfen, die an Ekzemen leiden, eine häufige Form einer Hautkrankheit, die in allen Teilen der Welt auftritt. Geholfen werden soll mit sicheren und grünen Ayurveda-Methoden. Genau wie bei jeder anderen Hautkrankheit können auch Ekzeme dazu führen, dass die betroffene Person ein sehr zurückgezogenes und angespanntes Leben führt, wenn nicht die richtige Form der Behandlung zur rechten Zeit erfolgt. Die Arten von Ekzemen und welche Form der Behandlung jede Art in den Ayurveda-Büchern hat, werden im nächsten Kapitel für Sie aufgelistet. Am Ende dieses Buchs, so hoffen wir, können Betroffene diese Ayurveda-Techniken verwenden, um ihre Hautbeschwerden nicht nur temporär, sondern für den Rest ihres Lebens loszuwerden.

Kapitel 1 - Ekzeme: die Hautkrankheit

Es wurde bereits erwähnt, dass Hautkrankheiten in unterschiedlichem Maße bei verschiedenen Menschen auftreten können. Für einen Betroffenen ist es wichtig zu wissen, an welcher Art von Ekzem (auch bekannt als Dermatitis) er/sie leidet, bevor die geeignete Ayurveda-Behandlung erfolgt. Es gibt Möglichkeiten, Ekzeme zu kategorisieren, eine Hautkrankheit, die mit Entzündungen juckender, trockener, ausquillender, schuppiger und roter Haut mit verschiedenen Körpertypen in Verbindung gebracht wird. Diese Kategorien können darauf basieren, welche Teile der Haut betroffen sind, auf dem Alter der Person, die daran leidet, auf Allergien, die dies auslösen oder auf dem Schweregrad des Ekzems. Zum Beispiel gibt es bestimmte Arten von

Ekzemen, die nur auftreten, wenn eine Person Staub ausgesetzt ist oder den Pollen bestimmter Pflanzen oder dem Regen. In anderen Fällen leidet jemand an einem leichten bis mittleren Ekzem im Alter zwischen 20 und 40 Jahren, aber nicht während irgendwelchen anderen Zeitabschnitten . Es wurde auch schon festgestellt, dass manche Kleinkinder während ihrer ersten Jahre an Ekzemen leiden, was dann nach einer Weile ausheilt, ohne jemals wiederzukommen. Manche Leute leiden auch an Ekzem-Befall, wenn sie bestimmte Nahrungsmittel konsumieren, so wie Mais, Soja, Molkereiprodukte oder glutenhaltige Nahrung.

Wissenschaftler müssen erst noch die genauen Ursachen feststellen, wegen denen eine Person an Ekzemen leidet. Die häufigste Erklärung ist, dass, wenn das Immunsystem beeinträchtigt ist oder plötzlichen und schwerwiegenden Verletzungen ausgesetzt war, dies zu Ekzem-Befall führt. Nahrung, allergene Wetterbedingungen, Nahrungsprodukte oder Schadstoffe und andere Unreinheiten, die jemand entweder nasal, oral oder durch die Haut in den Körper aufgenommen hat, lösen diese Attacken aus, die zu verschiedenen Hautmissbildungen am Körper führen. Es wird gesagt, dass wenn das Immunsystem einer Person nicht in der Lage ist, mit den allergenen Substanzen umzugehen, Antigene freigesetzt werden und Ekzeme eine gescheiterte Form des Immunsystems sind, um den Körper zu schützen.

Ekzeme werden in ayurvedischen Büchern "Vicharchika" genannt. Es wird gesagt, dass wenn das Blut einer Person unrein ist oder die Abfallprodukte des Körpers nicht richtig entsorgt werden, derjenige an diesem Hautzustand leidet. Gemäß dieser Naturheil-Wissenschaft gibt es hauptsächlich drei

Typen von Ekzem-Befall, unter denen man leiden kann:

- Vata - Dieser Ekzem-Typ ist von harten, juckenden, schuppigen und rauen Hautstellen gekennzeichnet, die hauptsächlich von starkem Wind, Verstopfung, Schlaflosigkeit und Stress verursacht werden. Jemand, der an diesem Ekzem-Typ leidet, sollte kalte Wetterbedingungen, Trockenheit der Haut und Stress meiden sowie sich keinen Hochgeschwindigkeits-Winden aussetzen.

- Pitta - Dies gilt als die am häufigsten auftretende Ekzem-Form. Sie ist durch heiße und entzündete Haut gekennzeichnet. In extremen Fällen können Patienten auch an Verbrennungsgefühlen leiden, bluten, Fieber, Blasen und Infektionen bekommen, die durch

Bakterien entstehen, die sich an der Stelle des Ekzems befinden. Körperwärme wird als der Schuldige bei dieser Art von Ekzem angesehen und der Betroffene sollte genau darauf achten, wass er isst oder trinkt, sowie auf die Art der Lebensführung.

- Kapha - Die letzte Form eines Ekzems ist gekennzeichnet durch jemanden, der an kalter und blasser Haut leidet, die für einige Zeit anschwillen oder jucken kann. Der Betroffene leidet zusätzlich zum Zustand der Haut auch an Verschleimungen und die Rate der Verstoffwechselung sinkt etwas ab.

Einige der häufigsten Substanzen oder Dinge, die Ekzeme auslösen können, sind folgende:

- Exzessive Körperwärme

- Beeinträchtigtes Verdauungssystem

- Ungeeigneter Stuhlgang

- Ungeeignete Diät

- Nahrungsmittel, die reich an Salz, Öl, Fetten und Zucker sind oder die sauer und scharf sind

- Kosmetika, die die Hautporen blockieren. Dies beinhaltet Creme, Lotionen sowie Parfüm.

Betroffene Stellen

Genauso wie es verschiedene Formen gibt, in denen Ekzeme auf der Haut einer Person auftauchen können, gibt es auch einige ganz bestimmte Stellen am Körper, an denen dieser Befall stattfinden kann. Diese wurden auch anhand der obigen Unterteilung kategorisiert und sind wie folgt:

- Vata - Dieser Ekzem-Typ kann überall auftreten. Man findet ihn hauptsächlich an den Extremitäten einer Person (Hände und Beine). Einige der häufigen Körperstellen, die von diesem Ekzem-Typ betroffen sein können, sind die Rückseite der Ellbogen, die Knie, die Fesseln, die Arme usw.

- Pitta - Körperstellen, an denen sich Talgdrüsen befinden, sind anfällig für diese Form von Ekzem, weswegen sie als seborrhoische Ekzem-Form bezeichnet wird. Diese Ekzem-Form wird auch Kontakt-Ekzem genannt, weil man sie sogar durch das Berühren allergener oder verschmutzter Oberflächen - sowohl lebendiger als auch toter - bekommen kann. Dieser Typ tritt für gewöhnlich an der Kopfhaut auf oder in den Achselhöhlen.

- Kapha - Dies ist ein schwerwiegenderer Fall eines Ekzems, verglichen mit den ersten beiden Typen. Dieser tritt in schlauchförmigen Teilen des Körpers auf, dort, wo Fettschichten sich ansammeln oder wo viel Schweiß entsteht, wie im Leistenbereich der Brust, in den Achselhöhlen oder am Hals.

Es gab Fälle, bei denen jemand gleichzeitig von mehr als einem Ekzem-Typ befallen wurde. Dies resultiert darin, dass der Befall schwerwiegender ist und es länger dauert, sich davon zu erholen. Ekzeme werden nicht als tödliche Krankheit angesehen, aber in seltenen Fällen, wenn jemand sehr hohe Körpertemparatur hat oder heftig schwitzt oder wegen der geschwollenen und aufgekratzten Haut viel blutet, dann kann sich der Zustand des Patienten definitiv verschlechtern und er/sie sollte umgehend medizinischen Beistand aufsuchen.

Kapitel 2 - Ayurvedische Behandlung von Ekzemen

Ayurvedische Behandlung kann grob in zwei Kategorien aufgeteilt werden. Die Erste umfasst allgemeine Methoden, wie Ekzeme vermieden werden können. Dies sind grundlegende präventive und behandelnde Maßnahmen, die jeder medizinische Profi einer Person raten würde, die an Ekzemen leidet, nicht nur ayurvedische Heiler. Die zweite Rubrik beschäftigt sich mit Behandlungen, die spezifisch ayurvedisch sind, und mit medizinischen Kombinationen und Anwendungsmethoden. Lassen Sie uns nun die erste Kategorie im Detail anschauen und das nächste Kapitel bespricht dann die zweite Kategorie.

Die relevantesten Heilmittel gemäß der ayurvedischen Unterteilung der Ekzem-

Typen werden ebenfalls in diesem Buch aufgelistet.

Teil 1 – Allgemein

- Vermeiden Sie Nahrungsmittel, die sehr würzig sind, Knoblauch beinhalten und rohe Zwiebeln

- Die Menge an Salz, die täglich konsumiert wird, muss streng reguliert werden

- Alkohol jeder Art muss von demjenigen vermieden werden, der an Ekzemen leidet, zumindest bis zu dem Zeitpunkt, an dem diese Hautstellen geheilt sind. Chronische Patienten müssen Alkohol und alle anderen hier aufgelisteten Dinge zu jeder Zeit vermeiden.

- Früchte mit hohem Grad an Zitronensäure müssen vermieden werden

- Stark frittierte Nahrungsmittel müssen vermieden werden

- Eiscreme, kalte Getränke und solche mit künstlichen Süßstoffen, Koffein und Soda müssen vermieden werden.

- Gurke, Quark und Yoghurt dürfen nur in geringen Mengen verzehrt werden.

- Starker Tee und Kaffee darf nicht konsumiert werden.

- Getreidekörner und Nüsse, die seit einer Weile nicht aufgeweicht wurden, dürfen nicht verzehrt werden. Sonnenblumen- und Kürbiskerne sind nicht so schwer zu verdauen, deswegen dürfen sie roh verzehrt werden.

- Grüner Tee ist ein tolles Getränk, das täglich konsumiert werden darf. Er ist großartig für das Immunsystem und qualitativ hochwertiger grüner Tee muss auch nicht mit Zucker gesüßt werden.

- Omega-3 Fettsäuren sind ein Muss für Menschen mit Ekzemen, so dass - falls möglich - Fisch und Fischöl mit geringem Fettanteil so häufig wie möglich vom Patienten gegessen werden sollte.

- Nahrungsmittel-Allergien müssen sorgfältig behandelt werden. Abhängig davon, worauf Sie allergisch sind, müssen Sie diese Nahrungsmittel komplett eliminieren, und wenn Sie sich vollständig erholt haben, versuchen

Sie, diese Nahrung wieder aufzunehmen, aber erstmal nur sehr wenig davon. Die Menge kann mit der Zeit erhöht werden und Sie leiden nicht an weiteren allergischen Attacken. Häufige Nahrungsmittel, auf die viele allergisch reagieren, sind Soja und Sojabohnenprodukte, Produkte mit Gluten – diese finden sich meistens in Nahrungsmitteln, die Getreide beinhalten, wie Brot und Pizzen, Molkereiprodukte, Mais, Nüsse, Eier und bestimmte Arten von Meerestieren.

- Wenn Sie an einem Ekzem-Befall leiden, stellen Sie sicher, diesen Teil der Haut gut vor direktem Sonnenlicht zu schützen. Extreme Wetterbedingungen müssen auf jeden Fall vermieden werden.

- Lauwarme Wasserbäder mit Seifen, die sehr mild und schonend zur Haut sind, werden empfohlen.

- Widerstehen Sie dem Drang, diese Körperstellen zu kratzen, so gut wie möglich. Scharfe und raue Stoffe oder Objekte zu verwenden, um die betroffenen Stellen zu kratzen, ist ein striktes No-No.

- Vermeiden Sie stressige Situationen und bemühen Sie sich jederzeit um eine frohe Verfassung. Wenden Sie sich diesem Problem gelassen zu und stellen Sie sicher, dass Ihre Diät ausgewogen und nahrhaft ist, da dies Ihr Immunsystem verbessern wird und Ihnen hilft, viel schneller über den Befall hinwegzukommen.

Kapitel 3 - Allgemeine ayurvedische Behandlungen

Es ist äußerst empfehlenswert, dass Sie den Dienst eines ausgebildeten und erfahrenen Kräuter-Heilers aufsuchen, da es eine Vielzahl natürlicher Bestandteile gibt, die gekocht, zerdrückt, verdampft oder auf eine bestimmte Weise gemischt werden müssen, damit sie das gewünschte Ergebnis erzielen, ansonsten bleibt der Zustand bestehen oder verschlimmert sich noch. Wenn Sie an einem leichten Befall leiden und die Kräuter-Medizin kennen, die Sie aktuell auftragen sollten, dann können Sie sich gleich zu Hause um die Behandlung kümmern. Für schwere und mittlere Fälle ist es ein Muss, ein Ayurveda-Center aufzusuchen. Ayurveda legt auch großen Wert darauf, dass der Betroffene sich von innen genauso wie von außen behandelt. Eine gesunde Diät und ein gesunder Lifestyle tragen viel dazu bei, Ekzeme permanent loszuwerden und verbessern ebenso den allgemeinen Gesundheitszustand einer Person. Yoga zu praktizieren, meditieren, pflanzliche Entgiftungspläne und ayurvedische Behandlungen wie *panchakarma* werden ebenso von Ärzten empfohlen.

Hier folgen einige der gewöhnlichen ayurvedischen Behandlungsmethoden und Inhaltsstoffe:

- Die bitteren Blätter des Niembaums haben großartige Blutreinigungsqualitäten. Sie können in jeder Form äußerlich aufgetragen werden und manche Leute glauben auch an das Verzehren von Medizin, die aus Niem gemacht ist, für sofortige und lang anhaltende Ergebnisse.

- Natürliche Inhaltsstoffe wie Manjista, Guduchi, Punarnava, Gelbwurz,

Aloesaft, Berberitzwurzel, Sariva, Guggul, Bala, Goshura, Lakritze, Shatavari, Triphala, Gotu Kola, Jatamansi, Tikta Grita und Ashwagandha sind extrem hilfreich vor allem bei dem Pitta- und Kapha-Typ eines Ekzems. Diese Inhaltsstoffe sind eine Mixtur aus Blättern, Rinden, Früchten, Wurzeln und Pflanzenextrakten. Diese werden hauptsächlich verwendet, um das Blut zu reinigen, die Haut zu beruhigen, Entzündungen, Röte der Haut, Jucken und ein brennendes Gefühl zu reduzieren und sie halten die Haut feucht genug, um Trockenheit und schuppige Haut zu bekämpfen, ohne sie zu ölig zu machen. Einige von ihnen sind auch stark genug, das Nervensystem zu beruhigen, das gesamte Verdauungssystem zu reinigen und den Grad an Blutreinigung auf den optimalen Grad wiederherzustellen.

- Die Rinde eines Baums namens Babul wird gekocht und dann wird der Rauch der köchelnden Mixtur auf die betroffenen Hautstellen gelenkt, da dies sehr große Erleichterung bewirkt.

- Sesamsamen-Öl bewirkt beim Vata-Ekzem-Typ viel Erleichterung.

- Gel, das aus Aloe Vera gemacht ist und auf die betroffenen Stellen aufgetragen wird, kühlt diese deutlich ab. Es hilft auch eine Weile beim Entfernen oder bei Narben.

- Ein warmes Haferbrei-Bad hilft sehr bei dem juckenden Gefühl.

- Honig und kristallisierter Zucker werden vermischt, um ein Scheuermittel herzustellen, das auf die betroffene Haut aufgetragen wird. Nachdem die Mixtur sanft für 2-3 Minuten eingerieben wurde, waschen Sie sie behutsam mit kaltem Wasser ab. Honig hat ausgezeichnete antibakterielle Eigenschaften.

- Verzehren Sie eine Mischung aus Karotten und Spinatsäften, um Ihr System zu reinigen und auch, um ihm Immunität und notwendige Mineralien zu geben, die es braucht, um Ekzeme zu bekämpfen.

- Tomatensaft, sowohl aufgetragen als auch verzehrt, wird nachgesagt, eine gesunde und leckere Methode zu sein, Ekzeme zu behandeln.

- In schweren Fällen von Ekzemen, bekannt als weinendes oder sickerndes Ekzem, können Sie roten Klee auftragen, entweder in seiner originalen Form oder in Form einer Creme.

- Butea-Samen, gemischt mit Limettenwasser, Kampfer und Sandelholz-Paste, Saft wilder Mandeln und ein Gebräu aus Banyanbaum-Schalen sind ebenfalls bekannt, großartige pflanzliche Heilmittel bei Ekzemen zu sein. Die ersten Drei sind topisch aufzutragen, während das letzte entweder verzehrt werden kann oder topisch aufgetragen wird.

Kapitel 4 - Dem Ekzem-Typ entsprechend

Vata

Es ist wichtig, eine saubere Diät zu machen, was den Magen und den Darm einer Person reinigt. Dem Patienten wird auch geraten, Einläufe zu machen, ein Laxativ aus Rizinusöl zu nehmen und Sesamsamen-Öl-Massagen zu erhalten, um sein System zu reinigen. Nahrung mit scharfen Geschmacksstoffen muss vermieden werden. Medizinisches Ghee kann auf die betroffenen Hautstellen aufgetragen, aber auch verzehrt werden. Manche der Kräuter, die für diese Patienten verwendet werden, sind Triphala, Guggul, Shatavari, Bala und Elaichi (Kardamom).

Es ist wichtig, dass Menschen, die an dieser Form von Ekzem leiden, all diejenigen Nahrungsmittel vermeiden, auf die sie allergisch reagieren. Würzige und stark aromatisierte Nahrungsmittel müssen vermieden werden und stattdessen wird gesagt, dass eine Mixtur aus Kokosnusssaft mit Korianderblättern in diesen Fällen sehr hilfreich sei. Den Körper von innen heraus zu reinigen ist sehr wichtig und deshalb werden zur Behandlung dieses Ekzem-Typs Kräuter wie Niem, Guduchi, Manjistha, Amalaki und Gotu Kola verwendet. Äußerliche Auftragung von Rosenwasser, Kokosnusssaft, Aloe-Vera-Gel, Bringaraj-Öl, Sandelholz und Gelbwurz sind am effektivsten. Kräuter wie Musta und Trihphala können auch dem Wasser beigemengt werden, dass der Patient zum Baden verwendet.

Kapha

Bei dieser Art von Ekzem wird der Betroffene gebeten, alle öligen und fettigen Nahrungsmittel zu vermeiden, er kann aber bittere und scharfe Nahrung essen. Niem und Kamille sind einige der nützlichen Kräuter, um diesen Ekzem-Typ zu behandeln.

Fazit

Dir ayurvedische Behandlung wird als die beste angesehen, wenn es um Hautkrankheiten geht, weil die Kräuter, Öle, Gewürze und Puder tief zu der Wurzel des Problems vordringen und daran arbeiten, anstatt nur eine oberflächliche und vorübergehende Lösung zu bieten. Da die Auswirkung dieser Behandlungen so weitreichend ist, braucht es auch eine Weile, bis Resultate sichtbar werden. Wenn Sie die ayurvedische Behandlung von Ekzemen einmal begonnen haben, sollten Sie den Heilstoffen einige Zeit geben, um ihre Wirkung zu zeigen. Es ist auch ratsam, die Heilmittel möglichst in ihrem ursprünglichen Zustand zu verwenden, anstatt in Puder- oder konservierter Form. Dies wäre nicht so effektiv wie der originale Bestandteil.

Menschen, die ayurvedische Behandlungsmethoden verwendeten, haben die Ergebnisse ganz bestimmt gesehen. Diese Heilmittel sind so effektiv, dass Sie sich keine Sorgen über zukünftige schwere Ekzem-Attacken für den Rest Ihres Lebens machen müssen. Manche Leute sind für immer ekzemfrei geworden, ohne irgendeinen weiteren Ekzem-Befall.

Ein weiterer Vorzug, eine ayurvedische Behandlung zu verwenden, ist, dass dies natürliche Inhaltsstoffe sind, ohne irgendwelche Chemikalien. Dadurch lösen sie das Problem, ohne bei Ihnen irgendwelche Nebeneffekte zu hinterlassen. Tatsächlich ist es so, dass diese Heilmittel das Nerven- und Verdauungssystem des Körpers so gut reparieren, dass andere medizinische Probleme ebenfalls während des Vorgangs behoben werden. Sie fühlen sich leichter, weil es Ihren Körper reinigt und all die Abfallprodukte in Form von Urin oder Stuhl eliminiert.

Ayurvedische Behandlungen können heutzutage in fast allen Teilen der Welt gefunden werden, weil einige Leute an diesem Zustand leiden und sie alle wollen, dass sich so schnell wie möglich jemand darum kümmert. Mithilfe pflanzlicher Behandlungen sind viele Leute ihr Ekzem losgeworden und haben eine Haut erhalten, die komplett geheilt ist. Dies führte auch dazu, dass sich reine und fantastische Haut regeneriert hat, die ansonsten versteckt gewesen wäre aufgrund des Ekzem-Befalls. Alles, was Sie tun müssen, ist, die Heilstoffe genau so einzunehmen, wie sie verschrieben wurden, zu der Zeit, in der sie aufgetragen oder verzehrt werden sollten, und außerdem einen ruhigen und gesunden Lebensstil pflegen; Sie werden niemals irgendeine andere Medizin oder teure Kosmetika benötigen, um dieses Problem anzugehen, für den Rest Ihres Lebens.